中东呼吸综合征
公众防护问答

余宏杰 主编

高 福 主审

科学普及出版社

· 北 京 ·

图书在版编目（CIP）数据

中东呼吸综合征公众防护问答 / 余宏杰主编 — 北京：科学普及
出版社，2015.9
ISBN 978-7-110-09224-8

Ⅰ. ①中… Ⅱ. ①余… Ⅲ. ①重症呼吸综合征－防治－问题解答
Ⅳ. ①R563.1-44

中国版本图书馆CIP数据核字(2015)第189840号

策划编辑	郭　璟
责任编辑	何红哲
责任校对	杨京华
责任印制	马宇晨
封面设计	孙雪骊
排版设计	青桃涵文化

出　　版	科学普及出版社
发　　行	科学普及出版社发行部
地　　址	北京市海淀区中关村南大街16号
邮　　编	100081
发行电话	010-62103349
传　　真	010-62179148
投稿电话	010-62103166
网　　址	http://www.cspbooks.com.cn

开　　本	787mm×1092mm　1/24
字　　数	40
印　　张	3
版　　次	2015年9月第1版
印　　次	2015年9月第1次印刷
印　　刷	北京凯鑫彩色印刷有限公司

书　　号	ISBN 978-7-110-09224-8/R・848
定　　价	16.00元

编 委 会

主　　审：高　福

主　　编：余宏杰

副 主 编：李中杰

编写人员：殷文武　程　颖　郑亚明　常昭瑞　郑建东

　　　　　任　翔　蒋荣猛　向妮娟　孟　昕　袁　辰

　　　　　耿启彬　李　娜　王奇慧

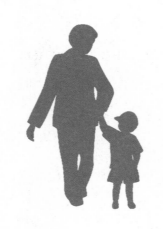

序

2012年9月，沙特阿拉伯首次出现中东呼吸综合征(Middle East Respiratory Syndrome，MERS，莫斯)病例，这种新发传染病逐渐进入公众视野。随后、亚洲、非洲、欧洲及美洲的多个国家先后出现中东呼吸综合征（以下均统称为莫斯）输入病例。2015年5月20日，韩国出现莫斯暴发疫情，使其再次成为全球关注的热点问题。2015年5月下旬，我国广东省发现一例由韩国输入的莫斯病例，使我国对莫斯的关注上升到前所未有的高度。

中东是莫斯流行地区，我国与中东地区存在大量的贸易、交流、旅游等人员往来，近期发生在韩国的由中东旅行回国人员引发的暴发流行，使我们看到了莫斯出现的"近距离"及不可预测性。由于莫斯与萨斯（SARS，又称非典或萨斯，全称重症急性呼吸综合征）相近，同属冠状病毒引发的呼吸道综合征，人们很自然会联想起2003年那场席卷全国的萨斯疫情，在希望了解莫斯事态发展的同时，也提出一系列疑问，如莫斯是否会像萨斯一样在中国广泛流行？莫斯严重吗？有哪些症状？公众应该如何做好自我保护措施？一旦传入，我国能否有效地控制住疫情发展等问题。

为科学、准确回答公众对莫斯普遍关注的问题，中国疾病预防控制中心、中国科学院、地坛医院的专家们编写了这本科普书，希望此书能够向公众传递通俗易懂的专业信息，增强公众对莫斯的理性认识，并能帮助大家有效做好个人防护，降低感染的风险。

高 福

中国科学院院士，第三世界科学院院士，中国科协常委
中国疾病预防控制中心副主任，中国科学院北京生命科学研究院副院长
中国科学院病原微生物与免疫学重点实验室主任

2015年6月25日

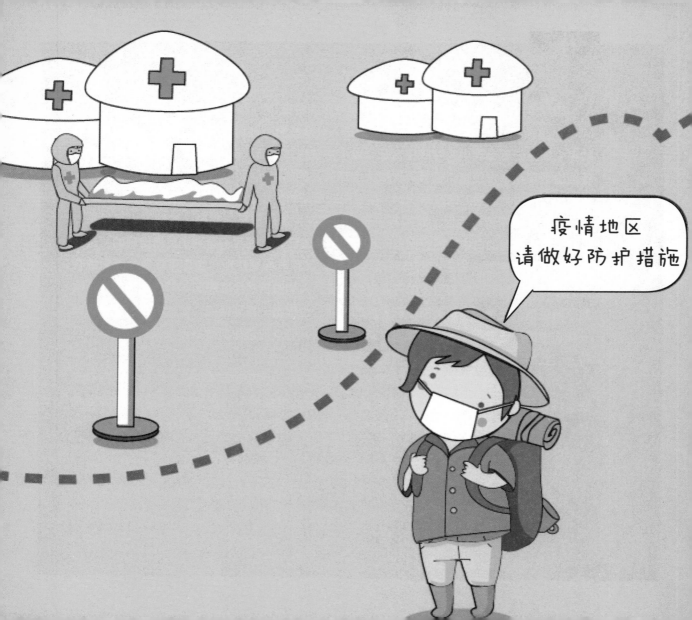

前言

　　莫斯是由一种新型莫斯冠状病毒感染而引起的病毒性呼吸道疾病，病死率可达36%。2012年，地处中东的沙特首先出现莫斯病例，随后在欧洲、非洲、美洲和亚洲多国相继出现莫斯病例。截至2015年6月23日，全球共有25个国家累计报告莫斯实验室确诊病例1348例，其中死亡479例，引起了全球各国政府、媒体及公众的广泛关注。

　　目前，国际上尚无批准上市的针对莫斯的特效治疗药物和疫苗，因此，及时发现疑似病例、做好个人防护和感染控制对疫情防控尤为重要，这就要求公众对该病有科学理性的认识。为了让公众了解莫斯的基础知识、做到理性认识有序应对，在中国科学技术协会科学技术普及部的支持下，我们组织中国疾病预防控制中心、中国科学院、地坛医院的专家编写了这本科普读物，对莫斯的流行历史、传播途径、临床表现、治疗和预防手段等公众关心的热点问题进行了科学解答，希望能够起到答疑解惑、消除恐慌和有序应对的作用。

　　本书适于普通公众阅读，也可供从事莫斯防治的工作人员参考。由于莫斯是一种新发传染病，我们对之认识有限，加之编写时间仓促，书中难免存在不完善之处，恳请广大读者批评指正。

余宏杰

中国疾病预防控制中心传染病预防控制处处长，主任医师

传染病监测预警中国疾病预防控制中心重点实验室常务副主任

2015年6月26日

目 录 CONTENTS

一 概述

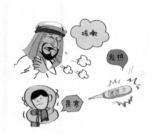

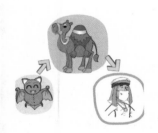

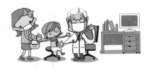

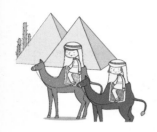

二 临床表现、诊断与治疗

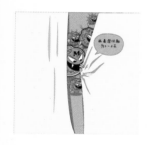

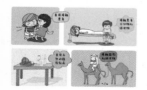

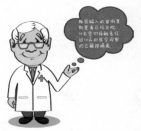

三　预防与控制措施

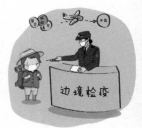

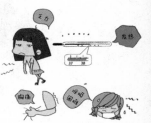

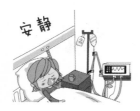

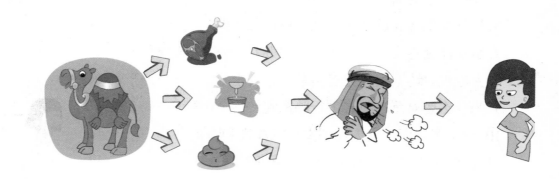

一　概述

1.什么是中东呼吸综合征（莫斯）？

中东呼吸综合征，英文全称Middle East Respiratory Syndrome，英文简称MERS，媒体称中东呼吸综合征，公众称呼莫斯，下文为了行文方便，统称莫斯。莫斯是由一种新型冠状病毒感染而引起的病毒性呼吸道疾病，是一种新发传染病，2012年在沙特阿拉伯首次被发现。2013年5月，世界卫生组织（WHO）将这种新型冠状病毒感染疾病命名为"中东呼吸综合征"。主要临床表现为发热、畏寒、干咳、气短、头痛和肌痛。其他症状包括咽痛、鼻塞、恶心、呕吐、头晕、咳痰、腹痛和腹泻。重症患者往往开始表现为发热伴上呼吸道症状，但是在一周内快速进展为重症肺炎，伴有呼吸衰竭、休克、急性肾衰竭、凝血功能障碍和血小板减少。该病的潜伏期为2～14天，病死率高，目前对该病尚无有效的治疗药物和预防疫苗，主要是对症治疗。

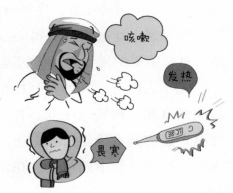

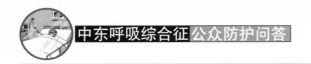

2.莫斯是由什么病毒引起的？

　　2012年6月13日，位于沙特阿拉伯吉达港的伊拉兹马斯医学中心接诊了一位特殊的患者。该名患者60岁，男性，患有急性肺炎及肾衰竭。11天后，该患者死亡。随后，研究人员在这位患者的痰液中分离到了一种新型冠状病毒，也就是现在我们熟知的莫斯冠状病毒。

　　冠状病毒是一类表面具有囊膜的球形病毒，直径为80～120nm。其基因组由线性非节段单股正链的RNA构成，大小在26.7～31.2kb之间，是RNA病毒中基因组最大的。电子显微镜下冠状病毒的囊膜表面有明显的棒状粒子突起，使其形态看上去像中世纪欧洲帝王的皇冠，因此命名为"冠状病毒"。根据序列不同，冠状病毒分为α、β、γ和δ四种冠状病毒属，β冠状病毒属又可分为A、B、C和D四种亚群。序列分析结果表明，伊拉兹马斯医学中心分离到的莫斯冠状病毒属于β冠状病毒属C亚群，而2002—2003年流行的SARS（以下统称萨斯）冠状病毒则属于β冠状病毒属B亚群。

　　除了人以外，在沙特阿拉伯的莫斯患者住所附近采集到的蝙蝠样本中，也检测到莫斯冠状病毒序列，表明蝙蝠可能是莫斯冠状病毒的源头，但蝙蝠不太可能直接将病毒传染给人，还须借助其他动物作为中间宿主。单峰骆驼可能为莫斯冠状病毒的中间宿主。在埃及、卡塔尔和沙特阿拉伯的骆驼中分离到和人类病毒株相匹配的病毒，并在非洲和中东的骆驼中发现莫斯冠状病毒抗体。

　　此外，可能还存在其他宿主，但到目前为止，经对山羊、绵羊、奶牛、水牛、猪和野生鸟类等动物进行莫斯冠状病毒抗体检测，并无阳性发现。

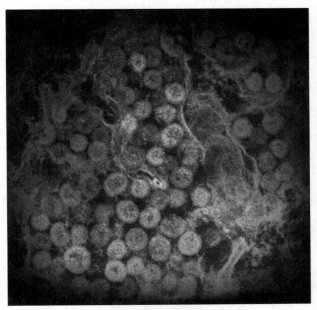

莫斯冠状病毒电镜图

（图片来源:http://www.cdc.gov/coronavirus/mers/photos.html）

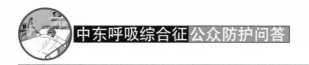

3.莫斯冠状病毒如何进入细胞?

　　莫斯冠状病毒表面含有刺突样的蛋白,称为刺突蛋白(spike protein,S)。刺突蛋白(S)介导病毒对宿主特异性受体分子结合以及病毒囊膜与宿主细胞膜的融合,因此是起始病毒感染的最重要的分子。刺突蛋白(S)由两个亚基,即S1和S2构成。S1中含有一段由240个氨基酸构成的与受体二肽激肽酶4(DPPⅣ,又称CD26)结合的区域,称为受体结合域(receptor binding domain,RBD)。S2含有融合肽以及两个保守的七肽重复区(heptad repeats,HRs)。目前认为,RBD与受体CD26结合以后,融合肽暴露出来并且插入到宿主的细胞膜中,同时HRs形成六螺旋束,拉近病毒囊膜与宿主细胞膜的距离,促进膜融合的发生。膜融合发生后,病毒粒子以及RNA进一步释放到宿主细胞中,宿主细胞随即变为莫斯冠状病毒复制的机器。

4.莫斯冠状病毒还有哪些"亲戚"？

莫斯冠状病毒与萨斯冠状病毒同属于冠状病毒科β冠状病毒属，那么除了这两种病毒以外，还有其他成员吗？答案是肯定的，莫斯冠状病毒还有众多"亲戚"，包括莫斯的"弟弟"——来自于蝙蝠的蝙蝠冠状病毒HKU4，以及"表亲"——人冠状病毒HKU1。蝙蝠冠状病毒HKU4与"哥哥"具有相似的RBD结构，可以结合同样的受体CD26。但是，弟弟比哥哥逊色很多，其结合CD26的能力降低了1000倍，同时也需要在特定的酶的作用下才可以发生病毒囊膜与宿主细胞膜的融合，但这似乎暗示两位兄弟的"妈妈"来自于蝙蝠。另一位"表亲"——人冠状病毒HKU1发现于2005年，发现的第一位患者是一位71岁患有肺炎并伴有呼吸窘迫综合征的老人。与莫斯病毒相比，他的这位表亲在传染力与致病性上均差很多，只引起类似感冒的症状。

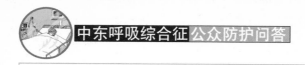

5.这个病可以从动物传给人吗?

可以。莫斯可能是一种人畜共患病,文献报道称可能与蝙蝠有关,中间宿主可能是单峰骆驼。由于病毒需要单峰骆驼作为中间宿主,而这种骆驼只发现于中东地区,因此莫斯目前只在中东流行。人可能通过接触含有病毒的单峰骆驼的分泌物、排泄物(尿、便)、未煮熟的乳制品或肉而感染。

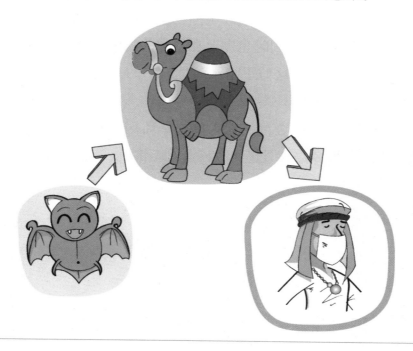

6.莫斯可以由人传染给人吗？

　　在与患者密切接触的家人和医护人员中可以发生人传人，医院感染控制不好也可能导致病毒扩散，发生暴发疫情，但到目前为止，没有持续的社区传播报告。

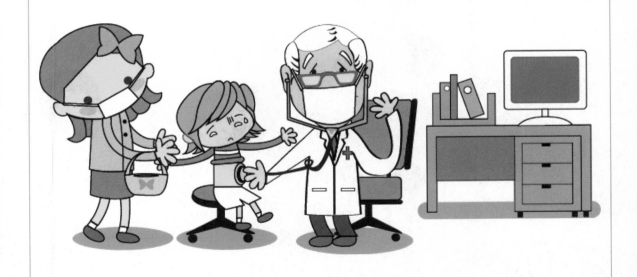

7.这种病毒是通过什么传播的?

　　人可能通过接触含有病毒的单峰骆驼的分泌物、排泄物（尿、便）、未煮熟的乳制品或肉而感染。而人际间主要通过飞沫经呼吸道传播，也可通过密切接触患者的分泌物或排泄物而传播。

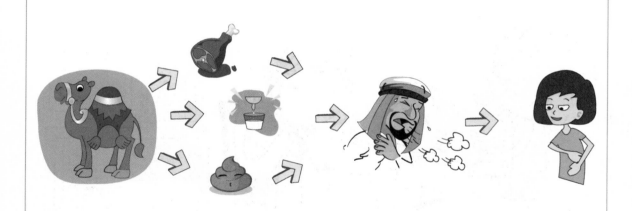

8.哪些人比较容易感染莫斯?

比较容易得这个病的人群包括：与骆驼有密切接触的人（如农场工人、屠宰场工人和兽医等）；密切接触患者而未采取正确防护措施的人员；从事病原学检测而未采取正确防护措施的人员；诊疗患者而未采取正确防护措施的医护人员。

患有糖尿病、肾衰竭、慢性肺部疾病和免疫功能低下等基础性疾病者如去中东地区旅游，感染风险会增加，且易发展为重症病例。

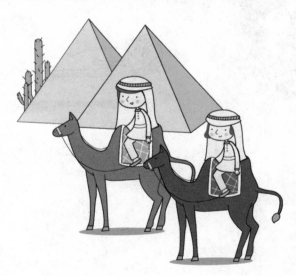

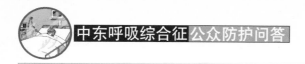

9.哪些行为容易导致感染这种病毒？

　　直接接触患者或其分泌物和排泄物，而且没有采取正确防护措施；接触被患者的分泌物和排泄物污染的物品；直接接触已经确认被这种病毒感染的动物及其分泌物和污染物；食用生的或未煮熟的骆驼产品（如奶和肉）；与骆驼有密切接触，但未采取相应的卫生措施。

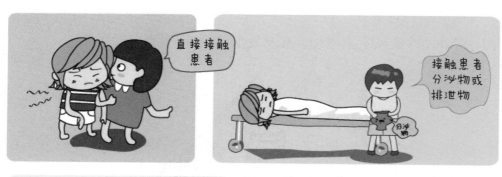

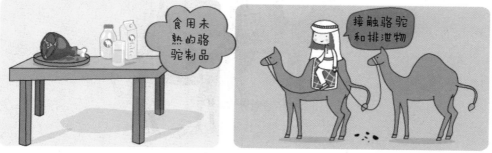

10.目前莫斯主要流行于哪些国家?

　　2012年9月沙特阿拉伯和卡塔尔首次报告了2例莫斯病例,回顾性流行病学调查显示,莫斯最早的疫情为2012年4月约旦扎尔卡出现的13人感染。截至2015年6月23日,全球共有26个国家累计报告莫斯实验室确诊病例1348例(表1),其中死亡479例,病死率36%。

　　病例主要分布在中东地区(沙特阿拉伯、阿联酋、约旦、卡塔尔、科威特、阿曼、也门、黎巴嫩、伊朗和埃及)、欧洲(法国、德国、意大利、希腊、荷兰、土耳其、奥地利和英国)、亚洲(马来西亚、泰国、菲律宾、韩国、中国)、非洲(突尼斯和阿尔及利亚)与美洲(美国)共26个国家。中东以外地区均为输入病例或由输入病例导致的传染病例。

表1　各国历年莫斯病例数

(截至2015年6月23日)

累计病例数排名	报告国家	2012	2013	2014	2015	总计
1	沙特阿拉伯	5	136	679	210	1030
2	韩国	0	0	0	175	175
3	阿联酋	0	12	57	5	74
4	卡塔尔	0	7	2	4	13

续表

累计病例数排名	报告国家	2012	2013	2014	2015	总计
5	约旦	2	0	10	0	12
6	伊朗	0	0	5	1	6
6	阿曼	0	1	1	4	6
8	英国	1	3	0	0	4
9	德国	1	1	0	1	3
9	科威特	0	2	1	0	3
9	突尼斯	0	3	0	0	3
12	阿尔及利亚	0	0	2	0	2
12	法国	0	2	0	0	2
12	荷兰	0	0	2	0	2
12	美国	0	0	2	0	2
16	奥地利	0	0	1	0	1
16	中国	0	0	0	1	1
16	埃及	0	0	1	0	1
16	希腊	0	0	1	0	1
16	意大利	0	1	0	0	1
16	黎巴嫩	0	0	1	0	1
16	马来西亚	0	0	1	0	1

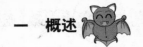

续表

累计病例数排名	报告国家	2012	2013	2014	2015	总计
16	菲律宾	0	0	0	1	1
16	泰国	0	0	0	1	1
16	土耳其	0	0	1	0	1
16	也门	0	0	1	0	1
	合计	9	168	768	403	1348

（数据来源：http://wwww.who.int/csr/disease/coronavirus_infections/risk-assessment-19june2015/en/#）

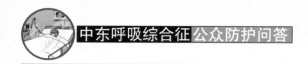

11. 为什么莫斯在韩国导致暴发疫情并扩散到我国？

世界卫生组织和韩国莫斯疫情评估小组调查后认为，韩国的莫斯传播模式和中东地区以前的暴发类似，病毒的传播力没有变化，造成比预期严重的传播原因可能和下列因素有关：

（1）大部分医务人员对莫斯不熟悉，且没有做好应对准备。

（2）医疗机构的感染预防和控制措施不理想。

（3）急诊室和病房过于拥挤，促进了院内感染的发生和发展。

（4）韩国人有"购物式就医"的习惯，每次生病后要到多个医疗机构看病，增加感染扩散的机会。

（5）亲朋好友有到医疗机构进行陪护、探视的习俗，在没有确诊前探望者接触了患者。

此外，由于韩国在疫情发生早期未能及时对密切接触者进行判定和严格管理，因此出现部分密切接触者在出现症状后还能进行国际旅行的情况，导致疫情输出到其他国家。

12. 中国目前有莫斯流行吗?

虽然我国确诊了由韩国来的输入病例，但并没有引起莫斯在我国大范围流行。自2015年5月29日由韩国输入的首例莫斯病例确诊以来，我国无新的本地感染病例和输入病例，目前患者已经出院。75名密切接触者经过14天的医学观察均已解除隔离，未出现异常。由此可知，此次输入性疫情得到了有效的控制。

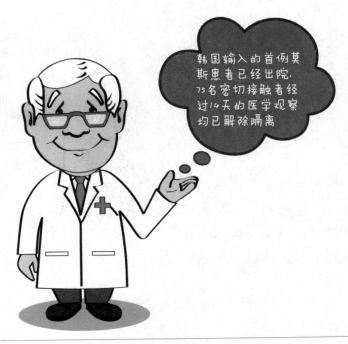

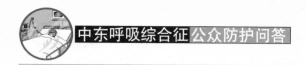

13. 日后莫斯输入中国的风险是否加大？

　　我国存在莫斯输入风险加大的可能。莫斯疫情在中东地区持续存在，仍陆续有新病例报告，近期东亚邻国韩国也出现暴发疫情，我国与世界各国，尤其与中东地区及韩国等疫情流行地区商务、宗教交流、旅游往来频繁，莫斯病例可能会通过商贸人员、观光旅行者、留学务工人员或朝觐等人员输入到我国。我国贸易活动频繁的地区、边境、口岸城市如北京、上海、广东、山东等地，以及赴沙特阿拉伯参加朝觐相对集中的地区如新疆、青海、甘肃等地发生输入病例的风险较高。

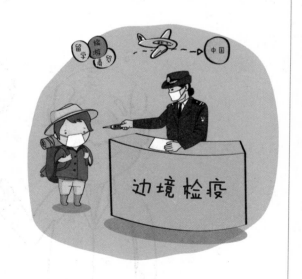

　　前往疫区人员要注意个人卫生，尽量避免前往当地的医疗机构，留意自己的健康状况，回国或入境时，应遵守和配合完成规定的出入境检验检疫程序及各项措施。

14. 莫斯与萨斯有哪些不同之处?

　　莫斯和萨斯均可引起严重的呼吸系统疾病, 它们的病原体均为冠状病毒, 同属于一个大的病毒家族, 但基因组相似性为55%左右。莫斯的传播速度远低于萨斯, 但致病力比萨斯高, 病死率约为36%, 萨斯只有8%~9%。莫斯的临床表现不典型, 可呈现轻重不等的症状, 而萨斯临床过程典型, 表现为发热、呼吸道症状及肺炎等。莫斯病例分布在全球25个国家, 大部分病例局限在中东及与中东有关联的国家, 萨斯分布在全球37个国家, 主要集中在中国 (表2)。

表2　莫斯与萨斯的区别

	莫斯	萨斯
病毒学	β 冠状病毒2C	β 冠状病毒2B
受体	二肽基肽酶4 (Hdpp4, 也称CD26)	血管紧张素转换酶2 (ACE2)
基因大小	29.9kb	29.3kb
来源	可能是蝙蝠与单峰骆驼	蝙蝠或果子狸
流行病学	目前流行于25个国家, 大部分病例在中东, 其他病例与中东有关联	37个国家, 主要在中国
病例数和死亡数	截至2015年6月23日, 全球共报告1348例, 479例死亡	截至2003年7月, 全球8273人感染, 死亡775人
病死率	30%~40%	8%~9%

续表

	莫斯	萨斯
超级传播事件	有报告	多起报告
病例男女比例	1.74∶1	0.75∶1
病例平均年龄	48（1~99）	40（1~91）
潜伏期（天）	5（2~15）	4（2~14）
基础疾病	1/3有基础疾病	少于1/3有基础疾病
临床表现	临床发病的不确定性较大，从无症状到严重肺炎，有的以腹泻为首发症状，有的早期出现肾衰竭	临床过程典型，发热、呼吸道症状、肺炎等
咯血	常见	少见
呼吸衰竭	出现相对早，可在发病4~5天出现	相对晚，发病一周后
发病到住院时间（天）	0~16	2~8
发病到死亡时间（天）	12	21
抗病毒药物	无	无

15. 莫斯有超级传播者吗?

在萨斯流行期间，世界卫生组织把将萨斯病毒传染给十人以上的患者称为超级传播者（俗称"毒王"）。他们为数不多，却是萨斯疫情的主要传播媒介。大部分萨斯的超级传播者是老人、长期患病或是患有慢性病的患者，如肾病和糖尿病等。这些超级传播者体内的带病毒量特别高，这显然使他们更容易受到萨斯感染，同时他们的健康也更容易受到损害。2003年2月25日至4月30日期间，新加坡报道了5个萨斯超级传播者共传染了172个人的例子。

根据新华网消息，韩国的第一个莫斯病例在平泽的圣玛丽医院共感染包括第十四号病例在内的37人，而第十四号病例在首尔三星医疗中心共感染了超过70人。

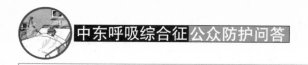

16.莫斯会像萨斯一样在中国广泛流行吗？

虽然中国与中东、韩国等疫情流行地区往来频繁，有疫情输入风险，但莫斯在中国广泛传播的可能性不大。

首先，全球90%的莫斯病例都集中在中东地区，特别是沙特阿拉伯。除韩国外，欧洲、非洲、北美洲和亚洲等国家报告的病例都是零星分布，没有发生持续的人间传播。

其次，研究表明，莫斯的人际传播能力有限，很多病例为医院感染病例，或者是在缺乏保护措施的情况下与患者密切接触导致。迄今为止，尚未有莫斯造成社区内持续传播的报告。平均而言，每个莫斯病例会导致0.6到0.7个二代病例，传播速度远低于萨斯（每个病例平均产生2~5个二代病例）和埃博拉病毒病（每个病例平均产生1~2个二代病例）。

中国已经具备相对完善的监控和反应能力来应对莫斯。在2003年萨斯后，中国已逐步完善了传染病防控体系，2012年莫斯出现以来，我国一直高度重视莫斯的防控，建立了一套应急反应方案，储备了相应物资，培训了医务人员。在首例莫斯输入病例出现后，我国政府采取了联防联控工作机制，强化信息沟通和协调配合，统筹协调并指导各地落实口岸防控、疾病预防、医疗救治、健康教育、科研攻关、国际合作等各项措施，并对各地落实情况进行督促、检查。

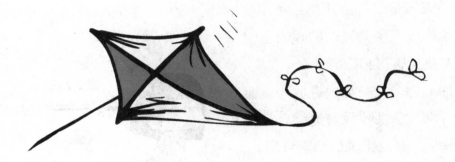

二 临床表现、诊断与治疗

1.莫斯的临床表现有哪些?

早期症状主要表现为发热、畏寒、乏力、头痛、肌痛等，随后出现咳嗽、胸痛、呼吸困难，部分病例还可出现呕吐、腹痛、腹泻等症状。部分病例可无临床症状或仅表现为轻微的呼吸道症状，无发热、腹泻和肺炎。

重症病例多在一周内进展为重症肺炎，可发生急性呼吸窘迫综合征、急性肾衰竭，甚至多脏器功能衰竭。

莫斯的并发症多，包括急性呼吸窘迫综合征、呼吸衰竭，也可并发肾衰竭、弥散性血管内凝血和心包炎等。

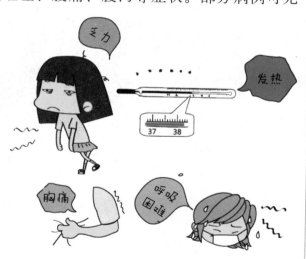

2.莫斯病毒主要侵袭部位是哪里？

　　莫斯冠状病毒的主要感染靶器官是
呼吸系统，引起咳嗽、呼吸困难等呼吸
道症状，部分还可累及胃肠和肾脏，出
现恶心、呕吐、腹泻和肾脏损害等。莫
斯的发病机制可能与萨斯有相似之处，
可引起急性呼吸窘迫综合征和急性肾衰
竭等多器官功能衰竭。莫斯冠状病毒主
要侵袭支气管上的无纤毛上皮细胞，能
够避开宿主体内的部分免疫反应，并阻
止免疫细胞分泌干扰素。病理主要表现
为：肺充血和炎性渗出、双肺散在分布
结节和间质性肺炎。

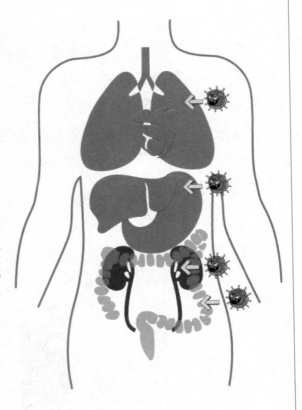

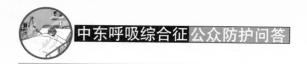

中东呼吸综合征公众防护问答

3.莫斯与萨斯相比严重吗?

 与萨斯比较起来,莫斯发病后进展更快,重症发生率高于萨斯,而且莫斯重症病例多在一周内进展为重症肺炎,可发生急性呼吸窘迫综合征、急性肾衰竭,甚至多脏器功能衰竭。现有报告的数据显示,莫斯的病死率为36%,而萨斯为8%~9%。如果莫斯患者为高龄患者,或者罹患糖尿病、肾病、肥胖症、心脏病、肺脏疾病或免疫功能不全等基础疾病,则会有较高的致死风险。曾报导有孕妇感染莫斯后出现胎儿死亡的案例。

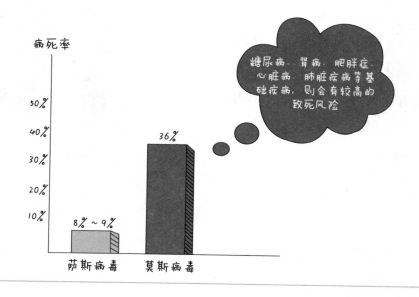

4.接触莫斯患者一定会感染吗?

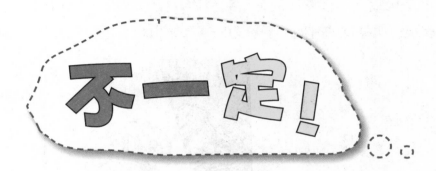

　　不一定！莫斯冠状病毒人际间传播能力不强，主要通过密切接触传播，如看护和诊疗患者时未进行有效防护可能会引起感染，特别是在感染预防与控制措施不足的情况下。

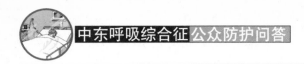

5.感染病毒后多久才能出现症状？

　　莫斯的潜伏期（潜伏期一般是指病原体入侵人体后，人体出现症状、体征有明显的表现前所经过的时间）一般为5~6天，但也可短至2天，长达14天。

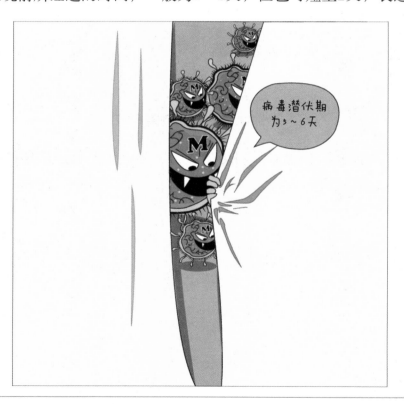

6.莫斯的病程有多长?

　　关于莫斯的自然病程还不清楚。有限的资料显示,需要住院的莫斯患者,从发病到住院的平均时间是4天,发病到入住重症监护室(ICU)的平均时间为5天,发病到死亡的时间为11.5天左右,入住重症监护室90天的病死率高达58%。

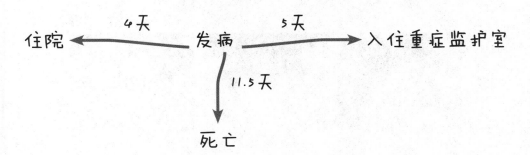

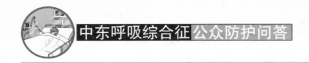
7.莫斯影像学表现是什么?

发生肺炎者根据病情的不同阶段，影像学检查可表现为单侧至双侧的肺部影像学改变，主要特点为胸膜下和基底部分布，磨玻璃影为主，也可出现实变影。部分病例可有不同程度胸腔积液。

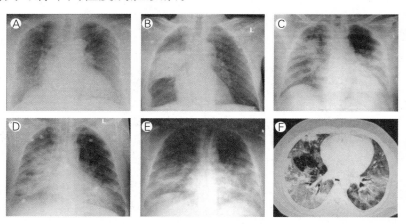

注：
A.胸片显示双肺网格结节影，血管标志物增加，全心增大。
B.胸片显示右肺实变，右侧基底节胸膜增厚，网格状结节影；右侧示陈旧性肋骨骨折。
C.胸片显示双肺呈广泛的弥漫性和局灶性阴影，左肺下叶可见阴影。
D.胸片显示双肺出现广泛病变，网格影，支气管壁增厚。
E.胸片显示双肺中下叶区域出现广泛病变，伴弥漫性网状结节影。
F.胸部CT扫描显示双肺出现广泛阴影，磨玻璃网状结节影，支气管壁增厚。
〔图片来自《柳叶刀》（lancet. Volume 13, No. 9, P752—761, September 2013）杂志。〕

8.为什么诊断莫斯时需要参考实验室检查结果?

　　由于部分莫斯病例以腹泻等非典型临床表现为首发症状，而且可以在一开始没有发热、呼吸道症状。因此，医生在诊断过程中，除了要询问流行病学史：即发病前14天内有中东地区和疫情暴发的地区旅游或居住史；或与疑似、临床诊断、确诊病例有密切接触史，还要依据实验室检查结果来做出判断。实验室检查包括：

　　（1）一般实验室检查：

　　a．血常规。白细胞总数一般不高，可伴有淋巴细胞减少。

　　b．血生化检查。部分患者肌酸激酶、天门冬氨酸氨基转移酶、丙氨酸氨基转移酶、乳酸脱氢酶、肌酐等升高。

　　（2）病原学相关检查：

　　主要包括病毒分离、病毒核酸检测。病毒核酸检测（RT-PCR、real-time RT-PCR）可以用于早期诊断。及时留取多种标本（咽拭子、鼻拭子、鼻咽或气管抽取物、痰或肺组织，以及血液和粪便）进行检测，其中下呼吸道标本阳性检出率更高。

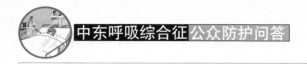

9.医生怎样诊断患者得了莫斯?

根据我国发布的中东呼吸综合征病例诊疗方案（2015年版），莫斯的诊断标准如下：

（1）疑似病例

患者符合流行病学史和临床表现，但尚无实验室确认依据。

a．流行病学史。发病前14天内有中东地区和疫情暴发的地区旅游或居住史；或与疑似、临床诊断、确诊病例有密切接触史。

b．临床表现。难以用其他病原感染解释的发热，伴呼吸道症状。

（2）临床诊断病例

a．满足疑似病例标准，仅有实验室阳性筛查结果（如仅呈单靶标PCR或单份血清抗体阳性）的患者。

莫斯诊断标准

■ **疑似病例**

　×××

　×××

■ **临床诊断病例**

　×××

　×××

■ **确诊病例**

　×××

　×××

b．满足疑似病例标准，因仅有单份采集或处理不当的标本而导致实验室检测结果阴性或无法判断结果的患者。

　　（3）确诊病例

　　具备下述4项之一，可确诊为莫斯实验室确诊病例：

　　a．至少双靶标PCR检测阳性。

　　b．单个靶标PCR阳性产物，经基因测序确认。

　　c．从呼吸道标本中分离出莫斯冠状病毒。

　　d．恢复期血清中莫斯冠状病毒抗体较急性期血清抗体水平阳转或呈4倍以上升高。

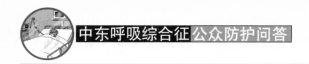

10.我国具备对莫斯的诊断能力吗？

　　国家卫生计生委制定了莫斯的诊断标准，我国有部分实验室已经具备对莫斯冠状病毒进行检测的能力。

　　2015年5月29日，国家卫生和计划生育委员会通报，广东省惠州市出现首例莫斯确诊病例。中国疾病预防控制中心与广东省及惠州市疾病预防控制中心合作，完成了我国首例莫斯病例的病毒全基因组序列测定，根据遗传学相关分析初步推测，该毒株最终可能来源于中东地区的沙特阿拉伯。

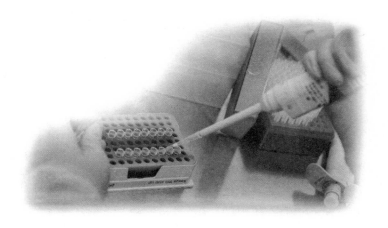

11. 得了莫斯该怎样治疗？

　　由于尚无特效的抗病毒治疗药物，治疗主要为对症支持治疗。在对症治疗的基础上防治并发症，并进行有效的器官功能支持，实施有效的呼吸支持（包括氧疗、无创／有创机械通气）、循环支持和肾脏支持等。

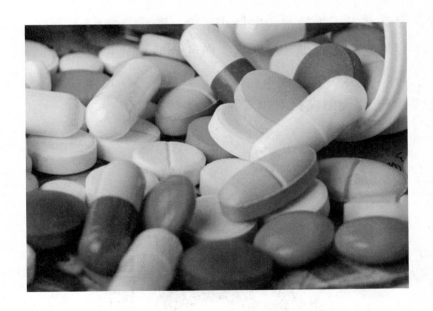

12. 莫斯治疗的基本原则有哪些?

要根据病情严重程度评估确定治疗场所:疑似、临床诊断和确诊病例应在具备有效隔离和防护条件的医院隔离治疗;危重病例应尽早入重症监护室治疗。转运过程中严格采取隔离防护措施。治疗主要是对症支持治疗与密切监测病情变化,如:

(1)卧床休息,维持水、电解质平衡,密切监测病情变化。

(2)定期复查血常规、尿常规、血气分析、血生化及胸部影像。

(3)根据氧饱和度的变化,及时给予有效氧疗措施,包括鼻导管、面罩给氧,必要时应进行无创或有创通气等措施。

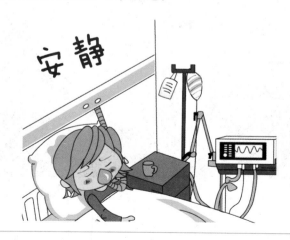

13.目前有治疗莫斯的特效药物吗?

目前尚无明确有效的抗莫斯冠状病毒药物。体外试验表明，利巴韦林和干扰素－α联合治疗，具有一定的抗病毒作用，但临床研究结果尚不确定。可在发病早期试用抗病毒治疗，使用过程中应注意药物的副作用。

针对莫斯病毒的单克隆抗体在体外试验显示出较好的效果，但应用到临床还需要一段时间。本次的韩国疫情，韩国政府试用莫斯患者恢复期血清治疗，疗效有待进一步总结。

依据文献资料，结合中医治疗"温病，风温肺热"等疾病的经验，可在中医医师指导下辨证论治。

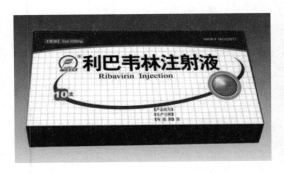

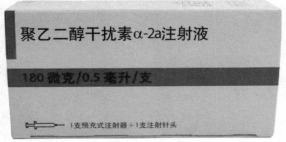

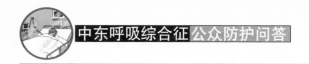

14.莫斯可以治愈吗?

如果早期发现、给予恰当的支持治疗,大部分可以治愈。但是影响莫斯能否治愈的因素很多。如进入体内的病毒量多,症状往往会很严重,治疗比较困难。另外,是否及时治疗也很重要。若在发病初期使用干扰素联合利巴韦林进行抗病毒治疗,病情也许会很快好转,但是如果在转成重症肺炎后才开始治疗,治疗效果有限。此外,虽然莫斯的致死率高达36%,但死亡病例大多数为高龄或本身有糖尿病、肾病、肥胖症、心脏病、肺脏疾病或免疫功能不全等基础疾病的患者。因此,对这部分人群要格外引起重视。

莫斯的并发症广泛,包括肺炎导致的急性呼吸窘迫综合征,也曾经出现肾衰竭、弥散性血管内凝血和心包炎的案例。若莫斯患者同时罹患糖尿病、肾病、肥胖症、心脏病、肺脏疾病或免疫力较差者,则会有较高的致死风险。

15.对于重症治疗有何建议?

　　重症和危重症病例的治疗原则是在对症治疗的基础上，防治并发症，并进行有效的器官功能支持。实施有效的呼吸支持（包括氧疗、无创／有创机械通气）、循环支持、肝脏和肾脏支持等。有创机械通气治疗效果差的危重症病例，有条件的医院可实施体外膜氧合支持技术。维持重症和危重症病例的胃肠道功能，适时使用微生态调节制剂。

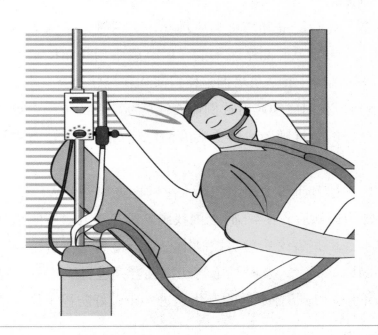

三 预防与控制措施

1.莫斯疫情出现后我国采取了哪些防控措施?

自2012年中东首次发现莫斯冠状病毒之初，我国尽管没有病例发生，但我国的疾病预防控制体系一直严阵以待、密切关注，监测疫情形势、进行风险评估、制定技术方案、诊断标准和应急响应预案，先后制定了四个版本的《中东呼吸综合征病例诊疗方案》、两个版本的《医院感染预防和控制指南》和《防控方案》，并在医疗机构开展全员培训、模拟演练和督导检查。

2015年5月下旬，我国成功应对首例输入性莫斯病例的过程，也说明了我国在应对类似莫斯这样的急性呼吸道传染病方面已经形成一套较为完整的应急反应体系。

我国卫生部门在接到世界卫生组织西太平洋区办事处（WPRO）韩国可疑莫斯病例输入中国的通知后，在4小时之内找到韩国患者并进行隔离治疗，于次日上午将检测样本在广东省疾病预防控制中心进行检测，随后送中国疾病预防控制中心复核并确诊。同时，及时判定密切接触者并进行隔离医学观察。2015年6月我国卫生部门为适应防控形势的变化，进一步做好防控工作，切实维护人民群众身体健康和生命安全，对防控方案和诊疗方案均进行了修订完善。充分发挥了联防联控工作机制的作用，积极开展信息沟通和协调配合，进一步强化了口岸卫生检疫和防控知识宣传等工作，针对赴韩国等相关国家旅行发布了健康提示，各级部门加强了针对莫斯的疫情监测和应急处置，做好医疗卫生机构疫情防治准备。安排我国拟赴沙特阿拉伯朝觐人员疫情防控工作，保持与港、澳的沟通和联系，密切跟踪疫情及防控进展，重视宣传教育。世界卫生组织对我国发现首例感染莫斯冠状病毒患者后的应对措施给予高度评价。

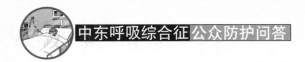

2.目前有预防莫斯的疫苗吗?

　　疫苗是预防传染病的最有效手段之一。目前还没有研发出预防莫斯的疫苗，也没有特异性的抗病毒药物。

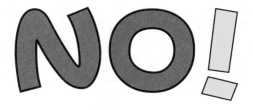

3.居住的地区没有出现莫斯病例时应该如何预防?

　　本地没有出现莫斯病例时，建议大家了解莫斯的临床表现和相关知识，提高警惕。注重个人卫生和食品卫生。不吃未彻底煮熟的食物、未经消毒的奶、未削皮的水果、未洗干净的蔬菜，不喝生水，骆驼奶要加热饮用等。

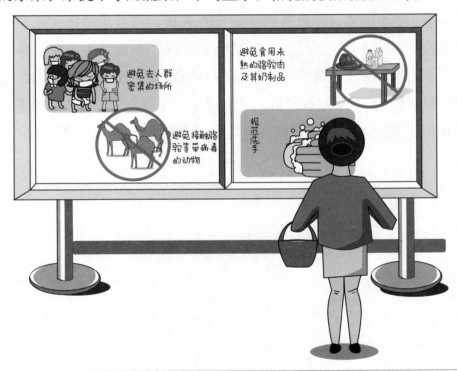

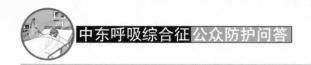

4.居住地区出现莫斯病例时该如何预防?

在疫情流行期间,个人应了解该疾病的临床表现、传播途径以及如何预防控制等基本知识,并配合国家公共卫生部门做好预防和控制工作。此外,还应当避免与动物及其排泄物密切接触,尤其是骆驼。在接触动物前后要经常洗手。尽量避免密切接触有呼吸道感染症状的人员。经常用便携式手消毒液清洁双手,规范洗手。咳嗽或打喷嚏时注意咳嗽礼仪,不要用手遮掩口鼻,要用前臂遮挡,尽量避免前往人群密集、拥挤的场所。如出现发热或流涕、咳嗽、咽痛等呼吸道症状,应主动佩戴口罩,尽快就医,并避免乘坐公共交通工具前往医院,主动向医护人员告知近期行踪及暴露史,以便得到及时的诊断和治疗。

5.哪些人是莫斯密切接触者呢?

　　国家卫生计生委在《中东呼吸综合征疫情防控方案（第二版）》中对密切接触者做出了明确的界定，包括以下三类人群：

　　（1）诊疗、护理莫斯确诊、临床诊断或疑似病例时未采取有效防护措施的医护人员、家属或其他与病例有类似近距离接触的人员。

　　（2）在确诊、临床诊断或疑似病例出现症状期间，共同居住、学习、工作或其他有密切接触的人员。

　　（3）现场调查人员调查后经评估认为符合条件的人员。

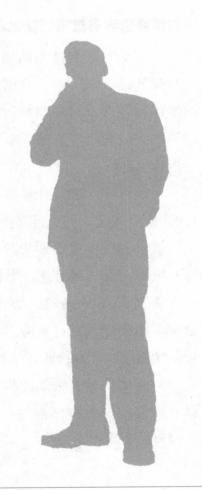

6.与莫斯患者有过密切接触后应该怎么做?

与莫斯患者有过密切接触的人，应主动联系医疗防疫部门，配合接受检疫和及时就诊。现阶段，我国由县区级卫生计生行政部门组织、协调密切接触者的追踪和管理。对疑似病例的密切接触者，要及时进行登记并开展健康随访，告知本人一旦出现发热、咳嗽、腹泻等症状，要立即通知当地开展健康随访的卫生计生部门。

对确诊病例和临床诊断病例的密切接触者实行隔离医学观察，每日至少进行2次体温测定，并询问是否出现急性呼吸道症状或其他相关症状及病情进展。密切接触者医学观察期为与病例末次接触后14天。医学观察期内，一旦出现发热、咳嗽、腹泻等临床症状时，应当立即对其进行诊断、报告、隔离及治疗。如排除莫斯诊断，则按原来的医学观察期开展医学观察。医学观察期满，如果未出现临床症状，可解除医学观察。密切接触者医学观察期间，如果其接触的疑似病例排除莫斯诊断，该病例的所有密切接触者解除医学观察。

对密切接触者采集呼吸道标本和双份血清标本进行检测，以判定是否感染莫斯。第一份血清标本尽可能在末次暴露后7天内采集，第二份血清标本间隔3~4周后采集。

7.亲友怀疑感染了莫斯我该怎么办?

　　如果亲友怀疑感染了莫斯,应鼓励并支持他们到医疗机构就医,就医时佩戴口罩并尽量避免乘坐公共交通工具,主动向医生详述自己与患者的接触和暴露情况,并及时报告当地疾病预防控制部门。作为和患者有密切接触的亲友,应主动隔离,及时进行医学观察,有异常症状及时就诊。

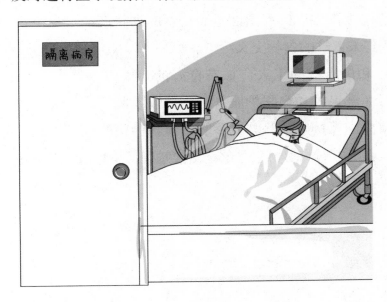

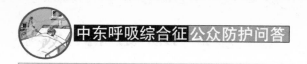

8.去参观农场、市场或者骆驼集市安全吗？

　　作为一般的预防措施，目前前往农场、市场、谷仓或者有其他动物场所的任何人，都应该采取一般的卫生措施，如接触动物前后要经常洗手，避免接触患病动物。

　　食用生的或未煮熟的动物产品（如奶和肉），带来了多种病原微生物感染的高风险。通过烹饪或巴氏灭菌法适当处理的动物产品可安全食用，但也须小心处理，避免与未煮过的食物交叉污染。

　　骆驼农场和屠宰场的工人应该有良好的个人卫生习惯，如在接触动物后勤洗手、进行面部保护和穿防护服（工作后需要脱下和每天清洗）。工人们还应该避免让家庭成员接触被骆驼或骆驼排泄物污染的脏工作服、鞋子或其他物品。不宰杀、食用生病的动物。避免直接接触疑似感染莫斯病毒的动物。

9.为什么要对莫斯患者进行隔离呢?

　　莫斯主要通过飞沫和接触传播。在尚无特效药及疫苗的情况下,隔离患者是防止传播的主要措施,在防止莫斯疫情扩散中发挥着关键作用。

　　因此,感染莫斯的患者以及密切接触者要积极配合国家公共卫生部门做好预防和控制工作。根据《中华人民共和国传染病防治法》和《中华人民共和国国境卫生检疫法》规定,拒绝隔离治疗或者隔离期未满擅自脱离隔离治疗的,可由公安机关协助医疗机构采取强制隔离治疗措施。

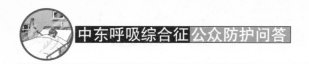

10.感染了莫斯，家人和朋友可以探视和陪护吗？

由于在没有采取有效个人防护措施的情况下，近距离密切接触莫斯患者被感染的风险极高，因此，对感染莫斯的患者，要严格探视制度，不设陪护。若必须探视时，应当严格按照规定做好探视者的个人防护。

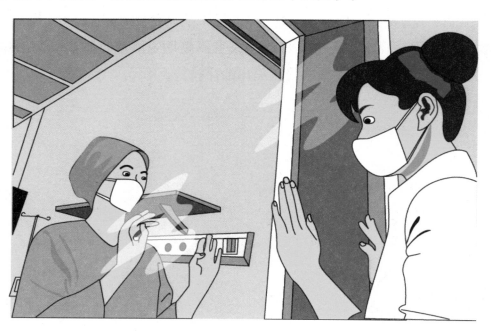

11. 医务工作者有没有可能感染莫斯?

　　有。在一些国家的医院内已经发生了人与人之间的传播，包括从患者传播到医护工作者。由于莫斯早期的症状多样，且缺乏特异性，单纯依靠临床表现难以作出诊断，因此，医务人员要确保在诊疗所有患者时始终采取标准防护措施。当诊疗有急性呼吸道感染症状的患者时，除做好标准防护措施外，还应采取飞沫传播防护措施。诊疗疑似或确诊莫斯病例时，应增加接触防护措施以及眼部保护措施。当进行可产生气溶胶的操作时，还需采取空气传播防护措施。

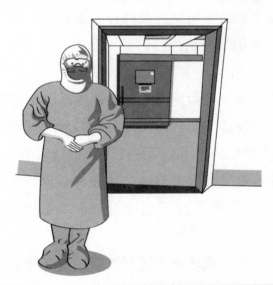

12.医务工作者应如何保护自己不被感染?

国家卫生计生委发布的《中东呼吸综合征医院感染预防与控制技术指南（2015年版）》对医护人员应采取的自我保护措施做出了规定。具体如下：

（1）医务人员应当按照标准预防和额外预防（飞沫预防+接触预防）相结合的原则，遵循《医院隔离技术规范》的有关要求，正确选择并穿、脱防护用品。

（2）医务人员应掌握防护用品选择的指征及使用方法，并能正确且熟练地穿、脱防护用品。

（3）医务人员使用的防护用品应当符合国家有关标准。

（4）每次接触患者前后应当严格遵循《医务人员手卫生规范》要求，及时正确进行手卫生。

（5）医务人员应当根据导致感染的风险程度采取相应的防护措施：

a.进入隔离病房的医务人员应戴医用外科口罩、医用乳胶清洁手套、穿防护服（隔离衣），脱手套及防护用品后应洗手或进行手消毒。

b.医务人员进行可能受到患者血液、体液、分泌物等物质喷溅的操作时，应当戴医用防护口罩、医用乳胶无菌手套、护目镜或防护面屏、穿防渗防护服。

c.对疑似、临床诊断或确诊患者进行气管插管等可能产生气溶胶的有创操作时，应当戴医用防护口罩、医用乳胶手套、防护面屏或呼吸头罩，穿防渗防护服。

　　d. 外科口罩、医用防护口罩、护目镜或防护面屏、防护服等个人防护用品被血液、体液、分泌物等污染时应当及时更换。

　　e. 医务人员在诊疗操作结束后，应及时离开隔离区，并及时更换个人防护用品。

　　f. 正确穿、戴和脱、摘防护用品，脱去手套或隔离衣后立即洗手或进行手消毒。

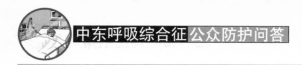

13.现在还能不能去莫斯流行的国家和地区旅行？

　　莫斯发生三年以来，世界卫生组织一直没有建议在莫斯病毒问题上实行任何旅行或贸易限制，或者入境筛查。建议居民外出旅游时，尤其前往中东地区和韩国，应注意个人卫生和食物卫生，避免到当地医院或接触患者，前往中东时还应避免接触动物特别是骆驼及到农场，避免食用未经适当处理的食物或饮用鲜骆驼奶。

　　2015年5月韩国出现莫斯病例后，我国香港和澳门特区政府建议市民暂时不要前往韩国（2015年8月1日已解除该建议），如必须前往，则不要到当地医疗机构及接触当地医务人员，期间注意个人卫生，包括经常洗手，在人多拥挤的地方可戴上口罩。

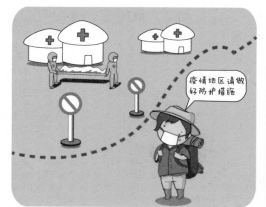

14.去莫斯流行的国家和地区旅行应如何做好自我保护?

为提高居民赴疫情国家旅行时的个人防护意识和能力,保护其健康安全,特提出如下建议:

(1)患有慢性基础性疾病的人(包括糖尿病、慢性肺病、肾衰竭或免疫抑制疾病等),一旦被莫斯冠状病毒感染,容易发展为重症,建议出发前咨询医生意见并评估风险。

(2)出发前通过多种渠道,如中国疾病预防控制中心等专业机构网站、新闻媒体等渠道,了解莫斯相关基本知识以及预防知识、前往国家的疫情进展等信息,尤其是发生疫情的主要城市、医院等信息,以便在旅行时做好行程安排。

(3)在疫情发生国家期间尽量避免前往当地的医疗机构,尤其是有莫斯确诊病例报告的医疗机构,以及莫斯确诊病例曾经就诊过的医疗机构(参见中国疾病预防控制中心网站发布的中东呼吸综合征网页的"旅行提示"更新信息)。若必须前往医院时应佩戴口罩。

(4)旅行期间应注意个人卫生,尤其注意手卫生和呼吸道卫生,包括:避免接触医院内、公共场所的设备和物品。经常用便携式手消毒液清洁双手,规范洗手。咳嗽或打喷嚏时遮掩口鼻。尽量避免前往人群密集、拥挤的场所。

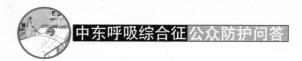

（5）在旅程中留意自己的健康情况。若出现发热、咳嗽、咳痰等呼吸系统症状，应佩戴口罩，减少与他人接触，同时告知导游或领队，并及时诊治。根据诊治需要，可提前结束行程回国。归国入境时，应如实向口岸检疫部门填报信息，就医时主动向医生详述自己在莫斯流行地区或国家的旅行及可疑的接触和暴露情况。

（6）回国时，应遵守和配合完成规定的出入境检验检疫程序及各项措施。回国后14天内，如有发热、咳嗽等不适表现，应及早就医，就医过程中应佩戴口罩，并主动向接诊医生详述莫斯流行地区或国家（如中东、韩国等）旅行及可疑的接触和暴露情况，以便得到及时的诊断和治疗。

15.作为一名普通公众在莫斯防控中应如何配合？

　　普通公众应了解该疾病的性质、传播途径，以及如何预防控制等基本知识，并遵从国家卫生部门发布的技术文件的要求来避免危险行为，如避免与动物及其排泄物密切接触，尤其是骆驼。此外，世界卫生组织还建议注重个人卫生和食品卫生。如接触动物前后都要立即洗手。尽量避免密切接触有呼吸道感染症状的人员。不吃未彻底煮熟的食物、未经消毒的奶、未削皮的水果、生的蔬菜，不喝不干净的生水等，骆驼奶要加热饮用，骆驼肉也要烹饪熟再吃。减少与当地人接触，咳嗽和打喷嚏讲究礼节，捂鼻捂嘴。

　　一旦发现发热症状要及时去医院就诊，并如实告知行程，听从有关部门要求，按照规定配合做好预防控制工作。自中东地区入境的民众，如出现发热或流涕、咳嗽、咽痛等呼吸道症状，应主动通报边检防疫人员，配合接受检疫和及时就诊。返回中国14天内，如出现发热或呼吸道症状，应佩戴口罩尽快就医，并避免乘坐公共交通工具前往医院，应主动向医护人员告知近期旅游史及当地暴露史，以便得到及时的诊断和治疗。

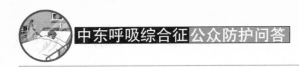

16.我们国家传统的中医中药能治疗莫斯吗?

　　目前针对莫斯没有特异性的治疗方法,包括中医中药。《中东呼吸综合征病例诊疗方案(2015年版)》的中医中药治疗也属于对症治疗。依据文献资料,结合中医治疗"温病,风温肺热"等疾病的经验,在中医医师指导下辨证论治。

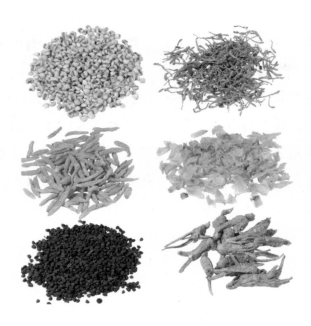

17. 如果想详细了解莫斯的信息，有哪些渠道?

可登陆以下网址进行查询:

（1）世界卫生组织（WHO）官方网站:

http：//www.who.int/emergencies/mers-cov/en/

（2）国家卫生和计划生育委员会官方网站:

http：//www.nhfpc.gov.cn/

（3）中国疾病预防控制中心（ChinaCDC）官方网站:

http：//www.chinacdc.cn/jkzt/crb/szkb_8131/

（4）国家质量监督检验检疫总局官方网站:

http：//www.aqsiq.gov.cn/

（5）美国疾病预防控制中心（USCDC）官方网站:

http：//www.cdc.gov/features/novelcoronavirus/

（6）欧盟疾病预防控制中心（ECDC）官方网站:

http：//ecdc.europa.eu/en/healthtopics/coronavirus-infections/Pages/

index.aspx

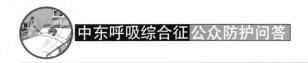

参考文献

[1] Memish ZA，Mishra N，Olival KJ，Faqbo SF，Kapoor V，et al. Middle East respiratory syndrome coronavirus in bats，Saudi Arabia [J].Emerging infectious diseases，2013，19（11）：1819-23.

[2] De Wit E，Munster VJ. MERS-CoV：the intermediate host identified? [J]. The Lancet infectious diseases，2013，13（10）：827-8.

[3] Http：//www.who.int/csr/disease/coronavirus_infections/faq/en/

[4] Http：//www.nhfpc.gov.cn/

[5] Http：//www.chinacdc.cn/jkzt/crb/szkb_8131/

[6] Http：//www.who.int/emergencies/mers-cov/en/

[7] Http：//ecdc.europa.eu/en/healthtopics/coronavirus-infections/Pages/index.aspx

[8] Http：//www.cdc.gov/features/novelcoronavirus/

[9] Http：//ecdc.europa.eu/en/healthtopics/coronavirus-infections/Pages/index.aspx